Como Dejar De Fumar

Yazmin De La Cruz

Advertencia

Este libro no debe ser utilizado como substituto a buscar atención médica de un profesional de la salud. Consulte a su médico.

Importante:

Uno de los desafíos que hay que enfrentar para dejar de fumar es el manejo de la ansiedad.

Más adelante estaremos tratando varias técnicas que puedes utilizar, pero te voy a recomendar que te registres en una página que tiene una técnica muy buena que puedes usar diariamente para ayudarte a sentirte bien, especialmente cuando tengas ansiedad.

Lo bueno es que al registrarte, también comparten buena información para mejorarte como persona y mejorar tu vida.

Visita: www.alcanzatussuenos.com/feliz

Tabla de Contenido

Cómo dejar de fumar 7
Introducción 9
La nicotina en el mundo 10
La nicotina es la gran culpable 10
¿Cómo funciona la nicotina? 11
El círculo vicioso del fumador 12
El comienzo de la adicción 12
Opciones Farmacológicas 13
Habla con tu mascota interna (Ejercicio) 15
¿Cuáles son tus excusas? 16
Bola de demolición: destruye tus excusas (Ejercicio) 17
Razones para dejar de fumar 18
¿Cuáles son tus razones? Ejercicio 20
¿Por qué relacionas ciertos hábitos con el cigarrillo? 22
Diario del cigarrillo. Ejercicio 22
Aplicaciones móviles 22
Los detonantes 23
¿Cuáles son tus detonantes? Ejercicio 24
Pensamientos positivos. Ejercicio 24
Rompiendo con el fumar 24
Carta de despedida. Ejercicio 25
Plan para dejar de fumar. Ejercicio 26
Suplementos nutricionales 27
Llegó la hora de la limpieza. Ejercicio 30
Golpea tan fuerte como puedas. Técnica 30
Cuida a tu niño interno. Técnica 32
El parche pirata. Técnica 33
Recompénsate. Técnica 34
Tu cuerpo está a salvo. Técnica 35
Respiración pausada. Técnica 36
Las mariposas en el estómago. Técnica 37
Visualización e hipnosis 38
Mi yo del futuro negativo. Ejercicio 39
Mi yo del futuro positivo. Ejercicio. 40

Tapping. Técnica 41
¿Qué esperar una vez que dejas de fumar? 44
El primer día 44
La primera semana 45
La segunda y cuarta semana 45
El primer y tercer mes 48
Búsqueda de soluciones. Consejos 48
Rabia, ansiedad, irritabilidad y cambios de humor 48
Entendiendo los momentos de rabia 49
"Esto es perfecto. Esto es lo que quiero". Ejercicio 49
Pregúntate a ti mismo. Ejercicio 50
¿Qué hacer en una fiesta? Ejercicio 51
Convivencia con los fumadores 52
Estreñimiento 53
Mareos y dolores de cabezas 54
Hambre en exceso 55
Insomnio 57
Enfermedades producidas por el cigarrillo 58
Bienvenido a tu nuevo estilo de vida 61
Otros libros que recomendamos: 62

Cómo dejar de fumar

¿Has intentado dejar de fumar, pero no lo has conseguido?

Después de estudiar a muchos fumadores que quieren cortar con este vicio, me he dado cuenta de que comentan frases como estas:

- Estoy desesperado. He buscado dejarlo, pero se me hace muy difícil.
- Me da rabia sentir que no puedo vivir sin un cigarrillo.
- El cigarro siempre me gana la batalla, una y otra vez.
- A pesar de que dejé de fumar, volví a recaer.
- Lo intenté, sin embargo, solo duré un día.

Estas son algunas de las muchas excusas que escucho. El camino para liberarse de la adicción a la nicotina puede ser muy duro.

Sabemos que no es fácil afrontar todos los síntomas. Al principio te sientes muy mal. Parece una tortura y algo imposible de lograr.

Entre algunos de los problemas que puedes experimentar encontramos:

- Mal humor
- Nervios
- Dolores de cabeza
- Insomnio
- Ataques de ansiedad, es decir, unas ganas intensas de fumarte un cigarrillo.

Es por ello que muchas personas se sienten frustradas al final del proceso: aunque tratan con todas sus fuerzas, siempre recaen.

Con el fin de buscar una salida menos traumática he decidido escribir este libro. Quiero llevar a tus manos **un método altamente efectivo para dejar de fumar por siempre, sin pasarlo mal.**

¡Ya es hora de que experimentes la satisfacción de haberlo logrado!

Al dejar el vicio, disfrutas los siguientes beneficios:

- Ahorrar dinero. Los fumadores gastan gran parte de su sueldo en los cigarrillos. Ahora puedes utilizarlo para invertir en algo que realmente quieres, como viajes, unas deliciosas comidas, etc.
- Mejorar tu salud y tu calidad de vida.
- Oler bien, respirar sin dificultad, tener un olfato excelente, saborear mejor las comidas, sentirte con más energía, etc.

Gracias a este libro aprenderás:

- Cómo disminuir el deseo y la ansiedad de fumar.
- Obtener resultados rápidos.
- Diferentes técnicas efectivas. Puedes escoger la que más te guste y mejor se adapte a tu estilo de vida.
- Cómo romper el hábito de fumar.
- Cómo eliminar el estrés y el aumento de peso asociado con cortar la adicción.
- Recuperar el control.

No lo dejes para después. Es el momento perfecto para hacerlo de una vez por todas.

Toma acción y prepárate para experimentar la transformación de tu vida.

Introducción

Así que estás aquí para dejar de fumar. Supongo que ya te diste cuenta de que tienes un problema y buscas resolverlo, de cualquier otra manera no estarías leyendo esto. No te gusta mucho pensar que eres un fumador y quieres cambiarlo. Seamos honestos, para lograr este objetivo no vale la pena que lo hagas de un día para otro: es terrible y no funciona, por eso es que muchos comienzan a fumar de nuevo. Aunque tenemos las mejores intenciones, no alcanzamos nuestro cometido. Necesitas acercarte al problema desde otra perspectiva.

El primer paso es estar consciente de tu adicción y el segundo es la aceptación. Hay muchas personas que siempre dicen que quieren dejar de fumar, pero no saben cuándo va a pasar. Quizás es porque no están muy seguros de su presente, por lo que no pueden planificar el futuro. Para cambiar este panorama, debes saber en dónde estás parado y hacia dónde quieres ir. Hay que enfrentar la realidad.

El cigarro opaca tu belleza, tu salud y tu felicidad. Sé que es doloroso aceptarlo, pero tú sabes el daño que te estás ocasionando y de todos los beneficios que pudieras disfrutar si dejaras de fumar. Muchos prueban con soluciones rápidas —parches, gomas de mascar, terapias, pastillas— buscando que todo termine mágicamente.

Empezaremos por identificar por qué es tan difícil alejarse de la nicotina, qué pasa en tu mente y en tu cerebro cuando eres un adicto. Luego encontrarás una serie de ejercicios para dejar las excusas, manejar tus antojos, reprogramar tu mente y comprometerte con tu meta. Además de algunos consejos nutricionales que permiten balancear tus neurotransmisores y la química individual de tu cuerpo

Lo mejor de todo es que podrás personalizar cada paso. Lo ideal es que llegues a un punto en el que te sientas feliz y en calma contigo mismo.

La nicotina en el mundo

En la actualidad hay gran cantidad de estudios que hablan sobre los efectos negativos del cigarrillo. En todo el mundo parece haber una campaña de concientización sobre los problemas que conllevan algunos componentes no saludables para nuestro organismo, como la nicotina, las grasas trans, los colorantes artificiales, entre otros.

En el ámbito público se han logrado varias resoluciones para disminuir el consumo de nicotina. En respuesta, las empresas han desarrollado nuevos cigarrillos con menos nicotina, goma de mascar o cigarros electrónicos, pero todos resultan igual de malignos porque contienen nicotina. ¡No te engañes! La mejor manera para cortar el vicio es hacerlo naturalmente.

La nicotina es la gran culpable

¿Si sabemos que fumar es malo para nuestro organismo, por qué lo seguimos haciendo? La nicotina, junto con el alcohol y la cafeína, es una de las tres drogas permitidas por la ley. Aproximadamente un billón de personas fuman alrededor del planeta. De acuerdo con la Organización Mundial de la Salud, cada año mueren prematuramente cinco millones de personas por el cigarrillo, es decir, 14.000 bajas diarias.

El cigarrillo mata a 50% de sus consumidores, sobre todo por cáncer. A pesar de esto, cada año hay 30 millones de nuevos fumadores. La vida de un fumador es 10 veces menor a la de un no-fumador y están más propensos a sufrir diferentes y horribles enfermedades.

Entonces, ¿por qué es tan difícil dejar de fumar? La culpa la tiene la nicotina. ¿Te acuerdas de la primera vez que fumaste? Seguro saboreaste algo horrible. Y sentiste una quemazón en la garganta, si inhalaste el humo. Esos son algunos de los efectos tóxicos. Pero, luego de otros intentos, el cuerpo ya no se rebela y termina gustándote. Es en ese momento cuando quedas enganchado.

¿Cómo funciona la nicotina?

Cuando fumas, la nicotina pasa de tus pulmones hasta tu cerebro en menos de siete segundos e inmediatamente dispara un coctel de químicos, responsable de los efectos hormonales en nuestro cuerpo. La nicotina es más letal que el arsénico.

La nicotina afecta tu estado de ánimo de una manera única. Te estimula y te relaja a la vez. Aparentemente, estás más concentrado, reduces la ansiedad y el dolor.

¿Las otras veces que has intentando dejar de fumar te sentiste irritado? Si es así, lo más probable es que hayas experimentado bajas de azúcar. Te explico: con cada cigarrillo aumentaba el nivel de glucosa en la sangre. En cambio, ahora que ya no fumas, tus niveles han bajado porque ya no tienes este estímulo adicional de la nicotina.

Ya habrás notado que lo que experimentaste originalmente cuando probaste tu primer cigarrillo, no es tan bueno como antes. Fumar no te hace feliz, lo que único que hace es disminuir tu ansiedad y distraer tus manos.

El subconsciente cree que necesitas de los cigarros para vivir porque se acostumbró a tener esa sustancia todos los días. Se convierte en una necesidad al igual que el aire, el agua y la comida. El alivio que sientes con la nicotina es temporal. Muchos de los fumadores no se dan cuenta de que este alivio es causado por fumar anteriormente.

El círculo vicioso del fumador

Te sientes estresado, prendes un cigarro, se dispara la endorfina (un calmante natural) y la glucosa, ahora estás relajado, se repliega la endorfina y el azúcar, te sientes estresado de nuevo... hasta que consumes otro cigarro.

El comienzo de la adicción

Miles de personas crecen en un hogar de fumadores. Desde los padres hasta los hermanos, todos fuman. Por lo que son muchos los que tienen una predisposición genética a las adicciones. Sin importar el nivel educativo (pueden ser profesionales o analfabetas) o el nivel socioeconómico. Es por ello que la gran mayoría se inicia a temprana edad, algunos a partir de la niñez y otros de la adolescencia. Lo que buscan es imitar a sus mayores y sentir que son aceptados socialmente.

La primera vez que prueban un cigarro, los pulmones entran en shock, la cabeza empieza girar y te sientes enfermo, pero a la vez piensas que eres un rebelde o todo un adulto. Generalmente, los fumadores no quieren que sus hijos copien su adicción, pero fuman dentro de la casa, por lo que es muy probable que el niño considere que esto normal y que él también deba hacerlo.

Opciones Farmacológicas

Más de 20 años transcurrieron para que Pfizer presentara un nuevo medicamento que ayudara a las personas a dejar de fumar en Estados Unidos. La farmacéutica lanzó la Vareniclina (varenicline en inglés), conocida comercialmente (dependiendo del país) como Chantix o Champix.

Tuve la oportunidad de asistir a una charla de su creador, quien, por cierto, perdió a un ser querido por culpa del cigarrillo. Esta fue la razón por la que decidió idear una solución con el fin de eliminar la adicción a la nicotina.

La droga fue diseñada para crear dos efectos:

1. Bloquear los receptores en el cerebro que son los responsables de dar la sensación de placer cuando fumamos. Es decir, que las personas que tomen el medicamento no deberían sentir placer al fumar.
2. Disminuir el antojo o ganas de fumar.

Los estudios clínicos midieron la efectividad del medicamento en un período de 3 a 6 meses. Los pacientes que lo tomaron por 6 meses tuvieron más éxito.

Estos resultados sugieren que para obtener un mejor desempeño se debe cumplir el tratamiento por 6 meses.

En mi experiencia, una de las objeciones más frecuentes de las personas con respecto al medicamento es su alto precio. Sin embargo, pienso que es una excusa para no tomarlo. Tanto en Europa como en Estados Unidos, si una persona se fuma una caja de cigarrillos al día, representa el mismo costo del medicamento.

La diferencia es que si eres exitoso (a), solo pagarías por el medicamento por 6 meses y de ahí en adelante todo es ahorro, porque ya no estarías gastando más en el vicio.

Un último punto importante es que los porcentajes de eficacia del medicamento se lograron combinándolo con terapias de modificación del comportamiento y, más adelante en el libro, te ofreceremos varias alternativas que te pueden ayudar con ello.

NOTA: Por ningún concepto te automediques. Primero consulta con un médico para que determine si puedes tomar este o cualquier otro medicamento.

Dos Cerebros

Ahora estás consciente de que fumar es malo para tu salud. Sin embargo, hay partes de tu cerebro que consideran lo contrario.

Te explico: el cerebro tiene diferentes componentes. Uno de ellos conoce los riegos del cigarrillo (ese sería algo así como la computadora de tu cuerpo) y otro (el más primitivo) quiere continuar con el vicio.

En tu batalla por renunciar a los cigarrillos habrá momentos en los que te sientas más vulnerable, sobre todo cuando ingieres alcohol o alguna droga, porque el computador de tu cerebro se apaga y la parte animal es la que toma el control, es por ello que siempre tomamos decisiones equivocadas cuando estamos pasados de tragos.

Para evitar que esto suceda, relájate y ve las cosas claramente. Es normal que estés irritado: tu cerebro se sentirá incómodo hasta que no tenga de nuevo la nicotina.

Habla con tu mascota interna (Ejercicio)

Esta técnica es bastante útil para cortar con las adicciones, no solo del cigarro, sino también del alcohol, la pornografía, el azúcar y hasta el Facebook. La parte animal de tu cerebro es la que te dice que nunca es suficiente, por lo que es necesario que aprendas a controlarla.

¿Cómo funciona?

1. Escoge un animal que represente la parte más primitiva de tu cerebro. Este será de ahora en adelante tu nueva mascota. Es ideal que tengas la representación física de este animal: un llavero, un peluche o, en su defecto, una imagen que guardes en el teléfono.

2. Cada vez que te sientas ansioso, imagina que tu mascota está contigo. Si la tienes enfrente, dale un pequeño golpe en la cabeza y dile que no vas a volver a fumar nunca más.

3. Escucha lo que tiene que decir tu mascota, pero no te lo tomes muy en serio. Lo mejor es reírte de sus ocurrencias.

4. Por último, dale las gracias amablemente por su interés.

¿Cuáles son tus excusas?

Ya conocemos el lado fisiológico de la adicción al cigarrillo, pero ahora vamos a indagar un poco en las excusas que fabricas para mantenerte en ese círculo vicioso. Después señalarás las razones para dejar de fumar y te prepararás psicológicamente para afrontar el proceso.

Siempre escucho que las personas fuman porque el cigarro los activa en las mañanas, les quita el apetito, los ayuda a enfocarse o los entretiene cuando están aburridos. Todo suena bastante atractivo. Pero estas razones son solo una serie de excusas para evitar enfrentar tus problemas.

Las excusas funcionan como una máscara: ocultan lo que verdaderamente se esconde debajo. Siempre buscamos inventar algún pretexto cuando no queremos enfrentarnos con la realidad. Por ejemplo: fumo porque me siento estresado. La pregunta es ¿por qué estás estresado?, ¿qué está pasando en tu vida para que te sientas así?, ¿tienes algún problema en el trabajo o con tu pareja? Lo importante es que llegues a la raíz del problema.

Bola de demolición: destruye tus excusas (Ejercicio)

1. Escribe en un papel cuáles son las excusas que siempre usas.

   Si fumas porque tienes problemas con alguna persona (pareja, compañero de trabajo, amigo), lo mejor es que hables directamente con ella, compartas tu incomodidad y busques llegar a un acuerdo. Si te quedas callado, no logras nada. Al contrario, aumenta tu ansiedad y tiendes a consumir más cigarrillos de lo normal.

2. Desglosa cada una de las excusas. Toma un tiempo para analizar tus excusas y anótalas en tu cuaderno para que veas que no son tan grandes como te las imaginas.

- Fumo porque me siento mal con mi pareja o con el trabajo y cada vez que tengo un cigarrillo me olvido de lo infeliz que soy.

   Fumar en vez de arreglar los problemas solo te mantendrán estancado. Es mejor que te encargues de resolver esos problemas y lograr ser más feliz.

   Quieres dejar de fumar para alcanzar un cambio positivo en tu vida.

- Fumo porque me siento ansioso si no consumo un cigarrillo cada cierto tiempo.

   Te sientes ansioso porque ese es uno de los efectos que conlleva dejar la nicotina.

   Si dejas de fumar, te vas a sentir mal por unos cuantos días, pero luego esa incomodidad pasará.

Razones para dejar de fumar

Estas son algunas de las razones por las que deberías dejar de fumar. Encontrar la que se identifique contigo te hará sentir aún más motivado.

1. Por ti mismo. Esta la razón número uno y la más importante. Cuando te amas a ti mismo, te cuidas y solo consumes cosas saludables para tu cuerpo.

2. Por tu salud y belleza. El cáncer es una de las peores enfermedades que puedes desarrollar cuando fumas, pero también hay muchas otras: bronquitis, leucemia, problemas en los huesos, accidentes cerebrovasculares... Además de infertilidad, problemas en la piel, alta presión sanguínea. Y por si fuera poco, aumenta el tiempo de recuperación cuando contraes un resfriado, es por eso que te tardas tanto para superar una simple gripe.

3. Por tu vida sexual. La disfunción eréctil es uno de los mayores problemas que sufren los hombres fumadores, especialmente los que están entre sus 30 y 40 años. ¿Por qué sucede? La nicotina evita que las arterias transporten sangre al pene, por lo que se reduce la cantidad de sangre y la persona no puede conseguir una erección. Este problema empeora con el tiempo. Además es una señal de que la nicotina también está dañando otras partes del cuerpo, como el bombeo de sangre hacia tu corazón.

4. Por tu dinero. Antes destinabas parte de tus ingresos en la compra de cigarrillos, pero ahora puedes usarlo para otros fines más positivos: salir a comer, ir al cine, ahorrar.

5. Por tu horario. ¿Sabías que en promedio los fumadores pasan una hora diaria de su vida a este vicio? Cuando dejes de

hacerlo, verás que la jornada es más provechosa y tienes más tiempo para dedicarte a otros asuntos.

6. Por tu aceptación social. Antes el cigarro era visto como una señal de sofisticación, pero ahora no es así. A los no-fumadores les molesta mucho estar al lado de un fumador porque huelen mal. Quizás no se lo dicen a la persona directamente, pero siempre buscan alejarse. Incluso hay algunas empresas que no contratan a fumadores.

7. Por los no-fumadores. El humo que desprendes cada vez que fumas es respirado por las personas que están a tu alrededor. Este humo es aún más letal porque no tiene ningún filtro. Incluso si te alejas para fumar, el humo se puede colar en las habitaciones y permanecer allí por horas. Los no-fumadores también sufren el riesgo de padecer enfermedades cardiovasculares y respiratorias.

8. Por tus hijos. Ningún fumador, por más que disfrute de su vicio, le gustaría ver a sus hijos con un cigarrillo en la mano. Pero si fumas dentro de la casa, es probable que lo terminen haciendo. ¿Sabías que los hijos de fumadores tienden a ser más problemáticos en la escuela? Además recuerda que ellos también están respirando ese humo. Lo mejor sería tener un hogar libre de tabaco.

9. Por tu familia. ¿Sabías que cuando fumas es más probable que ronques en las noches? Tus seres queridos también apreciarán conciliar mejor el sueño.

10. Por el mundo. La industria tabacalera contamina altamente lo que alguna vez fue un planeta libre de humo. Si dejas de fumar, ya no liberarás esa contaminación y contribuirás a combatir el calentamiento global.

¿Cuáles son tus razones? Ejercicio

Haz una lista con todas las razones para dejar de fumar. Tómate tu tiempo. Puede parecer sencillo, pero lo ideal es que encuentres una que verdaderamente te aleje de este vicio. Todos sabemos que el cigarrillo destruye nuestra salud. Sin embargo, estas enfermedades representan una posibilidad (puede que te pase, como puede que no) y lo que queremos es hallar una razón en sí. Pierdes mucho tiempo pensando en lo que te podría suceder, en vez de enfocarte en los problemas que tienes actualmente.

Escribe todos los efectos negativos que el cigarrillo ha causado en tu vida. Cada lista es única e individual porque se relaciona directamente contigo. De igual manera, te recomiendo que anotes todo el dinero que vas a ahorrar cada mes después de que dejes el vicio.

Ahora te enseño unos ejemplos que te servirán de guía. Guarda tu lista en un lugar accesible para que la puedas leer cada vez que tengas ganas de coger un cigarrillo.

Por tu salud:

- No puedo hacer ejercicio físico. Si subo unos escalones, siento que me quedo sin aliento rápidamente. Si continúo siendo fumadora, nunca podré tener el cuerpo que deseo y me seguiré sintiendo poco atractiva.

- Mis manos y pies siempre están fríos.

- Tengo tos y mi nariz siempre gotea.

Por tu belleza:

- Fumar causa envejecimiento prematuro y multiplica las arrugas. No quiero parecer una anciana cuando tanga apenas 50 años.

- Mis uñas, dedos y dientes están amarillos por el tabaco. ¡Qué vergonzoso!

Por tu vida social:

- Cuando regreso de fumar, todos en la oficina me ven como una paria o un monstruo. Sé que apesto a cigarro y por eso se rascan la nariz o estornudan.

- Mi aliento es terrible y nadie me quiere besar. Gasto una fortuna en mentas y chicles para tratar de disimularlo.

Por tu dinero:

- Empleo mucho dinero al mes en cigarrillos. (Anota la cifra específica). ¡Qué desperdicio!

- Con todo el dinero que gasto en cigarros, me podría ir de vacaciones a una isla de El Caribe o pagar mis tarjetas de crédito.

¿Por qué relacionas ciertos hábitos con el cigarrillo?

Como fumador no solo eres adicto a la nicotina, sino a los hábitos que relacionas diariamente con el cigarro. Por ejemplo: después de despertarte, cuando ingieres alcohol, al terminar de comer, si te sientes estresado… Es muy importante que estés consciente de dichos hábitos para que puedas romper el vínculo entre estas acciones y el fumar.

Somos seres de costumbres, así que cuando cambiamos nuestra rutina, sentimos que nos falta algo. Al comienzo es muy raro, pero luego nos terminamos acostumbrando.

Diario del cigarrillo. Ejercicio

Te sugiero que comiences un diario (en una libreta o en tu teléfono) y anotes todas las veces en las que prendiste un cigarrillo durante una semana. Por ejemplo: después de despertarte, mientras conduces, al hablar por teléfono… También te sirve como contador, así puedes saber cuántas cajetillas fumas en una semana.

Como ya conoces los hábitos, procura dejar de fumar en esos momentos. Lo ideal es que en la última etapa fumes simplemente por el hecho de fumar. Así estarás más cerca de dejar el vicio de una vez por todas.

Aplicaciones móviles

Hay varias aplicaciones para tu teléfono que te ayudan a descubrir los hábitos que relacionas con el cigarro, cuántas cajas consumes al día y el dinero que te ahorrarías si dejaras de hacerlo. Alguna de ellas son Smoke Free (inglés), Respirapp (español) y S'Acabó (inglé y español).

Los detonantes

Los detonantes pueden estar en los hábitos o a tu alrededor. Su función es que sientas la necesidad de prender un cigarrillo. Identificarlos es esencial: conocer al enemigo permite que puedas derrotarlo. Aquí hay algunos detonantes:

- Emocionales

    Hay ciertos sentimientos que debilitan nuestra fuerza voluntad. Generalmente son negativos, como la rabia, la ansiedad y la tristeza; pero también pueden ser positivos y emocionantes.

- El estrés

    La fecha límite para un trabajo, romper con tu pareja, lidiar con un accidente de automóvil o la muerte de un familiar son algunas de las situaciones que nos vuelven más susceptibles. Aunque también el nacimiento de un bebé, mudarnos o cambiar de trabajo.

- Cuestiones relacionadas con el cigarro

    El olor del cigarrillo, estar en lugares donde las personas fuman o pasar por la habitación en la que solías hacerlo.

- Sustancias tóxicas

    Por una parte, tomar café aumenta la ansiedad. Por otra parte, el alcohol ataca la corteza prefrontal del cerebro, por lo que baja la inhibición. En otras palabras, si ingieres estas sustancias, lo más probables es que quieras una bocanada de humo.

¿Cuáles son tus detonantes? Ejercicio

Todas las personas son diferentes y siempre habrá múltiples detonantes. Algunos son más íntimos que otros: relacionados con algún recuerdo, lugar o persona. Es bueno que siempre los tengas a la mano, así evitarás que tu cerebro te engañe y recaigas en el vicio.

Pensamientos positivos. Ejercicio

Las afirmaciones siempre son una buena herramienta cuando queremos lograr algún cambio. Por eso te recomiendo que todos los días digas: "Mi nombre es _____ y estoy libre del cigarrillo". Repítelo una y otra vez. También al despertarte comparte frases positivas sobre lo que eres y lo que quieres hacer con tu vida.

Rompiendo con el fumar

Seguramente llevas casado con el cigarrillo muchos años. Al principio estaban de luna de miel. Todo parecía perfecto, pensabas que habías encontrado a tu pareja ideal, que ambos controlaban la situación... Comenzaste a depender de él y todo resultó ser un engaño. Al final te diste cuenta de que el cigarrillo se apoderó de tu vida, incluso tenías que pagar para tenerlo. Tus amigos y familiares estaban preocupados por tu actitud, pero siempre inventabas excusas para justificar esa relación tóxica. No solo buscabas engañarlos a ellos, sino a ti mismo.

Sé que has compartido con el cigarrillo muchos momentos buenos y malos. Y que ahora quieres dejarlo, pero tienes miedo de las consecuencias (la ansiedad, la irritabilidad). No imaginas tu vida sin ese compañero.

Como todo proceso de separación, hay momentos en los que sientes que nada de esto vale la pena, pero luego piensas en todo lo que has recorrido y los cambios positivos que has alcanzado. Cuando lo ves en manos de otra persona, ya no te sientes celoso, sino aliviado.

Ahora eres lo suficientemente fuerte para rechazarlo, incluso en una noche de copas o a la medianoche cuando no puedes dormir.

El camino es largo y difícil. Poco a poco lo vas a ir borrando de tu mente. Lo mejor de todo es despertarse un buen día y saber que no has pensado en él en mucho tiempo. La vida es muy corta como para desperdiciarla en vicios y personas tóxicas. El hecho de que hayas sido fumador no significa que debas volver a serlo.

Carta de despedida. Ejercicio

Ya llegó el momento de eliminar definitivamente tu relación con el cigarrillo. Por eso agarra un lápiz y escribe una carta de despedida. Agradécele por los momentos que compartieron juntos, pero que ya todo se acabó. Si eres más visual, recuéstate un rato e imagina una escena de rompimiento.

Plan para dejar de fumar. Ejercicio

Ahora que ya firmaste tu contrato, tienes que hacer un plan de acción que te guíe durante todo el proceso. Para ello toma nota de los siguientes consejos:

- Debe ser escrito: concreta en un papel lo que vas a hacer y cuándo lo harás.

- La preparación es la clave: este es un trabajo bastante arduo. Enfrentarás muchos problemas, pero podrás anticipar las dificultades y saber cómo lidiar con ellas.

- Es un trabajo que amerita seriedad: dejar de fumar cambiará completamente tu vida, así que no lo tomes a la ligera.

- Establece un horario: programa las actividades, las comidas y los ejercicios que realizarás durante este tiempo.

- Cuenta con personas que te apoyen y escoge a un amigo para que te acompañe y te mantenga dentro del plan.

Suplementos nutricionales

Hay muchas personas que no son adictas ni al cigarrillo ni al alcohol. Esto sucede porque tienen una química balanceada en su cerebro. Por ende, a algunos les cuesta más renunciar a sus adicciones y que a otros.

No deberías consumir productos que contengan nicotina (parches, gomas de mascar y cigarrillos de vapor) porque así nunca cortarás tu adicción. Además estos recursos no funcionan a largo plazo. Si los consumes, te sentirás igualmente ansioso e irritado.

Hay una serie de suplementos nutricionales que te pueden ayudar durante todo este proceso. Pero antes consulta primero con tu médico de cabecera para que te oriente correctamente sobre sus usos.

Lo ideal es que empieces el tratamiento una semana antes de dejar el cigarrillo.

- Complejo vitamínico B

Las vitaminas B te ayudan a mantenerte calmado, controlar el estrés y disminuir la fatiga. También sirven para aliviar el insomnio. Además de regular el azúcar, quemar más rápido los carbohidratos y contribuir con el sistema nervioso y el corazón. Una vez que dejas de fumar, bajan los niveles de vitamina B y es por eso que necesitas algún complemento.

- Polinicotinato de cromo

Controla el nivel de azúcar en la sangre. Esto sucede porque tu cuerpo usa mayor cantidad de azúcar como energía, en vez de almacenarla como grasa. Además controla el apetito y el estrés.

- Vitamina C

La vitamina C es esencial para todos los seres humanos. Es un antioxidante, regula la cantidad de azúcar en la sangre, protege contra el cáncer y las enfermedades del corazón, produce antivirales, cura las heridas rápidamente e impulsa los neurotransmisores.

- Vitamina D

La vitamina D se encuentra en todos los tejidos: corazón, cerebro, sistema inmunológico y músculos. En consecuencia, es necesaria para el correcto funcionamiento de nuestro cuerpo.

- Magnesio

Ayuda a mantenernos tranquilos y libres del estrés que experimentamos cuando dejamos de fumar. También regula la actividad de los pulmones y se usa para desintoxicar el cuerpo. Te recomiendo que consumas gran cantidad de vegetales verdes para subir tus niveles de magnesio.

- Aceites de pescado

Los aceites de pescado contienen ácidos grasos Omega 3, que estabilizan los cambios de humor y disminuyen la ansiedad. Te hacen sentir saciado, lo que te ayudará a disminuir el apetito. Previenen enfermedades del corazón, la depresión, la demencia y la artritis

- Glutamina

Es un aminoácido usado mayormente para recuperar los músculos después de hacer ejercicio, reducir los niveles de alcohol, nicotina y azúcar en la sangre. Además controla la ansiedad y mejora la claridad mental.

- NAC (acetilcisteína)

Es un aminoácido. Mejora los procesos de desintoxicación y combate el estrés.

- MagO7

Remueve y limpia los desperdicios de tu intestino, además de combatir las bacterias. El magnesio suavizará las paredes del intestino.

Trucos con los suplementos

- Toma un baño con sulfato de magnesio (sales de Epsom) durante 40 minutos. Agrega una o dos tazas a la bañera. En los primero 20, liberas las toxinas y en los otros 20, absorbes el magnesio. Complementa con una taza de bicarbonato de soda y agrega gotas de lavanda para mejorar los efectos terapéuticos.

- Cada vez que tengas ganas de fumar, toma una cápsula de vitamina C. También puedes encontrarla en otras presentaciones: masticable y líquida. Una buena idea es hacer tu propio spray de vitamina C. Para ello coge una botella que ya no uses, compra una caja de vitamina C en cápsulas y viértelas en el envase. Una vez que lo hayas hecho, mézclalas con agua. Cuando tengas ansiedad, rocías directamente este líquido en la lengua o la garganta, incluso puedes hacer gárgaras.

Llegó la hora de la limpieza. Ejercicio

¿Te acuerdas del olor nauseabundo que desprendía tu cuerpo, tu ropa, tu carro y hasta la alfombra? Es hora de hacer una limpieza profunda.

- Bota todos los ceniceros, las cajas y los cigarrillos sueltos.

- Lava tu ropa, incluso los zapatos.

- Limpia las paredes, el piso, las alfombras y las ventanas. Verás que se desprende una sustancia pastosa amarillenta.

- Si consigues varios filtros de cigarrillos, métetelos en un envase lleno de agua. Ponlo en el lugar donde solías fumar para que recuerdes lo horrible que es ese vicio.

- Limpia el interior de tu carro: alfombra, asientos, volante… Reemplaza el filtro del aire. Ubica pequeños envases con granos de café para que absorban el olor.

- Compra un generador de ozono para mejores resultados.

Golpea tan fuerte como puedas. Técnica

Es normal que experimentes estas ganas terribles de coger un cigarrillo. Si las ignoras, el problema empeora. Es mejor que las enfrentes de forma directa. Dile a tu cuerpo: "Golpea tan fuerte como puedas", acepta la ansiedad y podrás superarla rápidamente.

La batalla será ardua. Mantente en el presente: no pienses que tienes que dejar de fumar por el resto de tu vida, solo enfócate en dejarlo de hacer hoy. Si aceptas un cigarrillo, es muy probable que termines consumiendo muchos más, así que no caigas en esta trampa.

¿Cómo funciona?

1. Espera hasta que quieras fumar desesperadamente.

2. Respira lento y profundo. Dile a tu mente que deseas que ese sentimiento se haga más fuerte. Continúa respirando. Ve cómo la ansiedad se apodera de cada rincón. Los sentimientos serán aún más fuertes, pero debes saber manejarlos.

3. Ahora imagina que estás fumando tres cigarrillos de una sola vez. Saborea el monóxido de carbono, el arsénico, el amoníaco, los insecticidas y siente cómo llenan tus pulmones. Hay más de 4.000 químicos invadiendo tu cuerpo.

4. Tu antojo se ha apoderado de ti. Te sientes muy enfermo: mareado, con un sabor horrible en la boca, sudas frío... Todo tu cuerpo está luchando contra el veneno. La tos es tan fuerte que no escuchas más nada.

5. En unos minutos esas ansias irán disminuyendo y terminarás más calmado que antes. Aceptaste esos deseos y sabes que eres capaz de manejarlos. Tú eres el que tiene el control.

6. Repite este ejercicio cada vez que tengas antojos.

Cuida a tu niño interno. Técnica

En nuestro subconsciente habitan muchas personas: el niño interno, el adolescente rebelde, el padre represor... Es por eso que a veces peleamos con nosotros mismos. Muchos de los traumas que tuvimos de jóvenes se evidencian en la adultez.

Nos convertimos en adictos buscando sanar esos momentos, pero terminamos siendo totalmente indiferentes a nuestras emociones.

¿Cómo funciona?

1. Identifica qué cosas no tuviste cuando eras un niño. Amor, respeto, protección, atención, afecto.

2. Permite que el niño sienta ese dolor.

3. Transforma a ese padre represor que llevas por dentro en un padre cariñoso que te ama incondicionalmente. Visualiza una versión joven de ti y dale todo lo que no recibiste cuando eras niño. Además demuéstrale tu cariño y aceptación.

4. Ámate a ti mismo. Ámate al igual que amarías a un niño. Protégete al igual que protegerías a un niño.

5. Busca una foto de tu niñez. Cuando tengas ganas de fumar, imagina que eres de nuevo ese niño y dile amable, pero firmemente: "No, no puedes tener un cigarrillo porque te amo demasiado para dejar que algo malo te pase".

El parche pirata. Técnica

Antes de adentrarnos en esta técnica, hablaremos un poco sobre el cerebro. Debes saber que está conformado por dos hemisferios: derecho e izquierdo. Seguro has conocido personas que son muy buenas en matemáticas, pero no saben escribir un ensayo. O hay otros que tienen una gran habilidad para la pintura, pero no pueden sumar. Esto sucede porque uno de los hemisferios es el dominante.

Es recomendable que conozcas cuál es tu hemisferio dominante, así entenderás mejor tu cuerpo y tu relación con el mundo. El derecho es visual, creativo y emocional. En cambio, el izquierdo es verbal, analítico y lógico.

El nervio de tu ojo derecho está conectado con tu hemisferio izquierdo. Cuando lo cubres, reduces la actividad de este hemisferio y tu cerebro envía más información a través de los nervios que unen ambos hemisferios. Con ello, disminuyes los falsos pensamientos y el estrés y desarrollas una mejor inteligencia emocional. Además de reprogramar tu subconsciente y enfocarte por completo en tus metas.

Si continúas haciendo las cosas de la misma forma, obtendrás los mismos resultados. Al principio te puedes sentir un poco mareado y desorientado, todo es cuestión de costumbre. La mejor parte es que lo puedes hacer en tu casa.

¿Cómo funciona?

1. Ubica el parche en tu ojo derecho. Ajústalo hasta que lo sientas cómodo. No hay problema si sigues viendo un poco o entra algo de luz.

2. Usa el parche entre 10 a 15 minutos. Si te sientes mareado, retíralo, espera un rato y vuelve a ponértelo.

3. Ahora ponte el parche en tu ojo izquierdo por 10 a 15 minutos.

Realiza este ejercicio todos los días durante una semana y luego un día sí y un día no por otra semana, hasta que lo consideres necesario.

¿Cuándo usar el parche ocular?

- Al leer. Practica con un ojo y luego con el otro. En unas semanas mejorarás la rapidez y la compresión de la lectura.

- Antes de un examen y durante la preparación. Aumenta la compresión y retienes más información.

¿Dónde comprarlo?

En cualquier farmacia o tiendas de disfraces.

Recompénsate. Técnica

Recompénsate por cada día que pases sin fumar y por cada antojo que superes. Come tu plato preferido o cómprate una prenda de vestir.

¡No te parece genial saber que no estás desperdiciando tu dinero en cigarrillos! Te recomiendo que calcules cuánto gastabas todas las semanas para mantener el vicio. Ahorra ese dinero: transfiérelo automáticamente a tu cuenta o guárdalo en una alcancía para que lo veas todos los días.

Ahora bien, si llegas a caer en la tentación, aplica algún castigo. Nada extremo, pero sí efectivo para evitar que lo vuelvas a hacer.

Tu cuerpo está a salvo. Técnica

Esta técnica es bastante sencilla y va dirigida directamente a la parte más primitiva de tu cerebro. Te ayudará a calmar la ansiedad, relajarte y activar el sistema nervioso. Es ideal para manejar los síntomas relacionados con el hecho de dejar de fumar. También se utiliza en el control de los ataques de pánico.

Practica este ejercicio cada hora o cada dos horas, dependiendo de la ansiedad.

¿Cómo funciona?

1. Busca una posición cómoda. Puedes estar de pie, recostado o sentado.

2. Cierra los ojos y toma aire profundamente. Siente cómo se llenan tus pulmones.

3. Ubica las manos hacia abajo, cerca de tu costado. Ábrelas, estira los dedos y voltéalas hacia el frente. Así le estamos diciendo al cerebro que no hay nada de qué preocuparse.

4. Voltea tu cabeza suavemente hacia un lado con la barbilla levemente hacia arriba.

5. Bosteza una o dos veces para que tu cuerpo se sienta a salvo. Asegúrate de que estás estirando bien los músculos de la mandíbula. Y reposa la lengua en la boca.

6. Inhala profundo y exhala lentamente. Imagina que estás botando todo el estrés, las preocupaciones y las tensiones, al igual que el humo negro de tus pulmones.

Respiración pausada. Técnica

Con esta técnica lograrás calmar tu ansiedad en tan solo 90 segundos. Respirar es uno de los movimientos más importantes del organismo. Si lo hacemos de forma pausada, le estamos enviando un mensaje a nuestro cerebro para que reduzca el estrés y libere las hormonas que nos mantienen relajados. Nuestra paz mental se refleja en la respiración.

¿Cómo funciona?

1. Une los dedos de ambas manos para balancear los hemisferios del cerebro.

2. Inhala por tu nariz a la cuenta de 4. Llena tu estómago de aire. Debes sentir que los pulmones bajan hasta el diafragma.

3. Retén el aire por 4 segundos.

4. Exhala (bien por lo boca, bien por la nariz) a la cuenta de 8.

Las mariposas en el estómago. Técnica

Cuando sientes mariposas en la barriga, el nervio vago es el responsable. Nuestro cuerpo está conectado por una serie de nervios que mandan la información desde el cerebro y viceversa. El nervio vago se conecta con el estómago y otros órganos vitales.

Algunas de sus funciones: baja la presión sanguínea, repara las células de los órganos, alivia las alergias, reduce la ansiedad y la depresión, mejora la memoria y la digestión y libera niveles de energía ideales.

¿Cómo funciona?

1. Ubica tus manos enfrente de los ojos, separadas 8 o 10 centímetros de la cara.

2. Enfócate en tus dedos por 5 segundos y luego encuentra el punto más lejano que puedas ver y obsérvalo por 5 segundos.

3. Repite estos pasos tres veces. Después cierra los ojos y presiona los músculos que están alrededor por 3 a 5 segundos. Al presionarlos, estimulas el nervio vago.

4. Respira lentamente mientras realizas este último paso.

Visualización e hipnosis

Existen dos tipos de mente: consciente e inconsciente. La primera crea nuevas ideas libremente. En cambio, la segunda funciona automáticamente con la información que tiene almacenada. Es por eso que a veces reaccionamos de tal manera que no sabemos cómo pudo haber pasado.

Veamos el caso del cigarrillo: sabemos que no es bueno para la salud, pero lo seguimos consumiendo. Este es un clásico conflicto entre ambas mentes. La parte consciente entiende el peligro que estás corriendo, pero la inconsciente no. Esta última recuerda que tus padres eran fumadores y que por lo tanto todos los adultos fuman.

Con la hipnosis lograrás llegar a niveles más profundos porque tu mente estará tranquila. Las ondas cerebrales bajan su velocidad y accedes al inconsciente. Esta parte de la mente no entiende la diferencia entre la realidad y la ficción: todo lo que te dices a ti mismo lo toma como verdad. Así que debes cuidar tus palabras, evita los insultos y los pensamientos negativos sobre tu cuerpo.

Algunos beneficios: mejorar tu autoestima, cambiar los hábitos alimenticios, bajar de peso, sobreponerte de una ruptura amorosa o familiar, eliminar el insomnio y manejar el estrés.

Mi yo del futuro negativo. Ejercicio

Comenzaremos a visualizarnos en el futuro como fumadores empedernidos. Si eres joven, no vayas más de 15 a 20 años. Si eres padre, imagina que tus hijos son fumadores al igual que tú. Si aún no tienes hijos, imagina que todavía no has conseguido una pareja porque todo el mundo se aleja de ti o porque sufres de problemas de fertilidad debido al uso de los cigarrillos. Mientras más edad tengas, menor debe ser el tiempo de proyección.

Ahora vete en el espejo, ¿cómo luces? Piel grisácea, las arrugas invaden tu cara, dientes manchados, manos y uñas amarillentas. Estás más gordo porque no puedes hacer ejercicio o estás muy flaco, ya casi sin masa muscular.

Aún trabajas en la empresa que detestas. Has perdido toda la confianza en ti mismo. Te sientes deprimido. Odias la pequeña habitación en la que sigues viviendo.

Trata que la imagen sea lo más nítida posible. Imagina lo que nunca quieres que pase en tu vida. El subconsciente tomará esa escena y la guardará para evitar que sigas fumando.

Mi yo del futuro positivo. Ejercicio.

En el ejercicio anterior visualizaste todo lo que no querías ser. Es tiempo de imaginar todo lo que quieres lograr en el fututo. Ahora todavía eres un fumador y te la pasas estresado. Sin embargo, tu yo del futuro positivo es exactamente lo contrario: tiene mucha energía, dejó de fumar y siempre está motivado.

Los estudios han demostrado que dicha imagen de nosotros mismos es procesada por el cerebro como otra persona. Para llegar a ese futuro ideal debemos empezar por el presente. Las decisiones que tomemos ahora irán de la mano con nuestro yo positivo del futuro. Si logras esta sincronía, los resultados serán fascinantes.

¿Cómo funciona?

1. Cierra los ojos y respira lentamente.
2. Relaja los músculos. Empieza por el cuero cabelludo hasta los pies.
3. Imagina a tu yo del fututo positivo.
4. Pregúntale qué te recomienda para dejar el cigarrillo y qué hábitos debes practicar de ahora en adelante.
5. Mira hacia atrás y visualízate a ti mismo comportándote como tu yo del futuro positivo.
6. Imagina que flotas hasta el cuerpo de tu yo del fututo positivo y formas una nueva huella dactilar, creencias y comportamientos que están alineados con esa persona.

Tapping. Técnica

Seguramente has escuchado hablar sobre la acupuntura. Bueno esta técnica es bastante parecida, pero no implica el uso de agujas, así que no te mortifiques.

Nuestro cuerpo está conectado por una serie de meridianos. Al igual que una autopista, hay puntos de intersección en donde la información choca. Esto origina que el tráfico se vuelva más pesado. Es en ese lugar donde vas a presionar para que evitar que la energía se bloquee, es por ello que se trabaja con el campo electromagnético.

La puedes usar para cualquier cosa de la que quieras liberarte: depresión, adicciones, ansiedad, dolor, desórdenes compulsivos...

¿Cómo funciona?

Esta herramienta combina dos aspectos: el primero es repetirte a ti mismo una serie de afirmaciones y el segundo es presionar partes de la cara y el cuerpo.

Te explico: las afirmaciones te permiten aceptar los problemas que estás atravesando y traen a colación una serie de sentimientos y memorias negativas (ganaré peso, no podré salir ni pasarla bien, entre muchos otros). Mientras haces presión, le estás diciendo a tu cuerpo: "Oye, todo está bien. Sé que hay algo que te molesta, pero no corres peligro".

Antes de comenzar retira lentes, audífonos, brazaletes o relojes que puedan interferir. Vamos a usar los dedos índice y medio de ambas manos. Recuerda que presionamos con las huellas. Debemos hacerlo firmemente, pero bastante ligero. No tienes por qué ser rudo. La energía de los meridianos es igual en ambas partes del cuerpo.

1. Identifica tu objetivo (qué es lo que te está molestando en este momento) y crea una frase recordatoria (verbalizar lo que sientes te ayuda a superarlo). Por ejemplo: "Quiero

desesperadamente un cigarrillo". Deja que este deseo recorra tu cuerpo.

2. Identifica el punto de partida y califica tus emociones, así podrás medir la intensidad de esos momentos. Si escoges 10, es porque vas a perder la cabeza. Si llegas a 1, no sientes absolutamente nada si ves a alguien fumando.

Del 1 al 10, estoy en _____.

3. Crea tu frase de puesta en marcha. Esta frase está hecha a partir del problema que te mortifica + una afirmación positiva sobre ti mismo. "A pesar de que soy adicto a los cigarrillos, me amo y acepto tal como soy".

Está bien que uses diferentes frases en cada una de las sesiones. No tienes por qué quedarte solo con una. Sabemos que vas a lidiar con muchos problemas al dejar el cigarrillo.

Es muy probable que al principio no creas lo que sale de tu boca. Recuerda que tu mente consciente sabe que quieres dejar de fumar, pero tu subconsciente no. Lo importante es que digas las palabras, a pesar de que te suene muy extraño.

4. Di la frase recordatoria (por ejemplo: "Soy adicto a los cigarros"), mientras presionas el punto sensible (justo debajo de la clavícula) hacia abajo.

5. Nos desplazamos hacia la parte superior de la cabeza, mientras repetimos la frase de puesta en marcha. "A pesar de que soy adicto a los cigarrillos, me amo y acepto tal como soy".

6. Presiona la ceja, un lado de los ojos, debajo del ojo y debajo de la nariz, mientras repites la frase de puesta en marcha. "A pesar de que soy adicto a los cigarrillos, me amo y acepto tal como soy".

7. Cuando llegas al punto de la mejilla, puedes acortar la afirmación y solo repetir tres veces la frase clave, por ejemplo: "Quiero dejar de fumar". Presiónate continuamente.

8. Presiona los siguientes puntos: clavícula, debajo de los brazos, dentro de las muñecas, parte superior de las manos y los lados de tu palma (debajo del dedo meñique). Repite tres veces la frase clave en cada punto.

9. Lentamente toma aire. Respira hasta que se llene tu barriga. Mientras exhalas, imagina que estás expulsando el estrés, las tensiones y el humo negro del cigarrillo.

10. Del 1 al 10, ¿cómo te sientes? Continúa practicando hasta que llegues a 1 o 2.

¿Qué esperar una vez que dejas de fumar?

Antes de comenzar debes saber que cada persona es diferente, por lo que la progresión y los tiempos varían según cada individuo. Algunos experimentan 1 o 2 de estos síntomas y otros absolutamente todos.

El primer día

Te recomiendo que consumas el último cigarro la noche antes de empezar con el programa. Los síntomas aparecerán al día siguiente cuando deberías fumarte el primer cigarrillo. Entre ellos: antojos intensos, ansiedad y tensión, dolores de cabeza y falta de concentración, cansancio, aumento del apetito y te sientes irritado y frustrado.

Consejos para el primer día:

- Toma bastante agua y consume bocadillos saludables para balancear el nivel de azúcar.

- "No voy a fumar nunca más", repite esta frase una y otra vez. La mente a veces nos engaña, pero debes darte cuenta de que si caes una vez, lo seguirás haciendo y todo este proceso será en vano.

- Lleva las cosas con calma y descansa cada vez que puedas.

- Haz ejercicio.

- Báñate con agua caliente.

- Aplica las técnicas que has aprendido.

- Escucha audios de relajación antes de ir a dormir para reprogramar tu mente subconsciente.

La primera semana

Ya no tienes nicotina en tu organismo, la peor parte ha pasado. ¡Qué alivio! Pero puede ser que los síntomas sean un poco más fastidiosos. Imagina que tu subconsciente no ha superado esa etapa y está buscando todas las maneras para que vuelvas a fumar.

Los síntomas que puedes experimentar: problemas digestivos (estreñimiento o diarrea), náuseas y dolor abdominal, dolor de garganta, tos y la nariz siempre gotea.

Los días 3 y 4 generalmente son los peores. Puede ser que te despiertes en el medio de la noche con dolor de estómago, sudando frío y temblando como si fueses un adicto. A pesar de este panorama, ve el lado positivo: es momento de enderezar tu vida, has tenido suficiente y no quieres volver a ese lugar.

Consejos para la primera semana:

- Nombra lo que estás sintiendo. Verbalizar acelera el proceso. Si lo ignoras, se volverá más persistente.

- Come sanamente y haz ejercicio.

La segunda y cuarta semana

A estas alturas la mayoría de los síntomas han ido desapareciendo. Aunque pueden prevalecer algunos de ellos.

- Insomnio: evita usar aparatos electrónicos antes de dormir, toma un baño caliente, practica un ejercicio de meditación, bebe un vaso de leche, en vez de café.

- Cambios de humor: todo esto se debe al desbalance en el nivel de azúcar, también recuerda que el cigarrillo bloqueaba esas emociones. Evita la comida salada porque retienes líquido y esto impulsa la emocionalidad.

- Fatiga y jadeos: el cuerpo se ve obligado a buscar sus propios recursos porque ya no tiene el impulso de la nicotina, es por eso que te sientes cansado. Descansa brevemente y respira. No ingieras bebidas energéticas o café; mejor prueba con jugos de fruta. Come un aperitivo saludable para expulsar las toxinas.

- Sensación de mareo: lo más recomendable es que comas huevos, té verde, aguacate y almendras para la balancear la química del cerebro.

- Problemas digestivos: experimentarás reflujos, náuseas, dolor de estómago, flatulencias y acidez en las primeras dos semanas. No poder ir al baño puede durar un poco más, como 4 semanas. El cigarrillo funciona como laxante y tu cuerpo dependía de él, pero ya no.

  Para este problema ingiere gran cantidad de fibra y magnesio. Toma jugo de limón recién exprimido a primera hora de la mañana y un vaso de agua con una cucharada de bicarbonato de sodio para aliviar la acidez.

- Exceso de moco y tos: en la nariz se forma una membrana protectora en forma de moco como reacción a las toxinas. Esto puede ocasionar sinusitis. Y la tos es otra de las consecuencias porque los pulmones empiezan a expulsar todas las sustancias tóxicas.

  Toma vitamina C y agrega jengibre y té de menta a tu dieta (ayudan a limpiar los pulmones y eliminar el moco). Bebe grandes cantidades de agua.

- Ronquera: sentirás la voz un poco más áspera porque las células de tu garganta se están regenerando. Esto también sucede con las encías. Prepárate un buen té caliente con miel.

- Dolor físico y sensación de hormigueo: puede que sientas rigidez en las piernas y sensación de hormigueo en los pies y los dedos. Esto es debido a la recuperación de los músculos. Un buen masaje o un baño caliente controla estos dolores.

- Picazón y granos en la cara: puedes experimentar alguna picazón en la piel causada por la restauración de la circulación. Aplica bálsamos y cremas para aliviar la molestia. El cuerpo expulsa las toxinas a través de la piel, lo que causa la aparición de barros y manchas en la cara.

El reto más importante es superar los antojos de nicotina. Sentirás que estás en una montaña rusa: de repente te sientes bien, pero un segundo después todo te molesta. Terminar con una adicción es difícil. Al principio necesitas poner el 100% de ti mismo y luego verás que todo irá mejorando: tu cuerpo se sentirá mejor y ya no necesitarás más nunca de la nicotina.

Los cambios de humor deberían desvanecerse las primeras semanas. Aunque puede que aparezcan de vez en cuando. Aprende a distribuir tu tiempo para evitar sentirte inquieto. Bien sabes que solías matar el aburrimiento con un cigarrillo, aprovecha esas horas extras para descansar o comenzar algún proyecto.

El primer y tercer mes

Ya has pasado la peor parte. ¡Felicidades! Muchas personas no llegan hasta este punto. Practica todos los días ante el espejo: "No, gracias. Yo no fumo". Una ola de euforia y adrenalina recorrerá tu cuerpo. Las personas verán en ti un ejemplo positivo y querrán copiar tu voluntad.

Evita las recaídas. Un solo cigarro conlleva a otro cigarro y así sucesivamente. Tienes dos opciones: construir algo nuevo o continuar sintiéndote miserable. El dejar de fumar es solo el primer paso hacia una serie de cambios que mejorarán tu vida.

Búsqueda de soluciones. Consejos
Rabia, ansiedad, irritabilidad y cambios de humor

Cuando dejas de fumar te conviertes en una persona muy antipática. No puedes esperar que los demás se adapten a tu nueva personalidad; tú eres el que debe hacer los cambios. Si continúas siendo orgulloso, terminarás solo.

Lo más probable es que toda esa ira y ese malestar no se deban exclusivamente al hecho de dejar de fumar, hay muchos sentimientos que estaban contigo por un largo tiempo, pero que eran enmascarados por el cigarrillo. Es tiempo de enfrentarte cara a cara ante esa realidad.

Conocer tu dolor ayudará a aliviarlo. No hay una separación entre el cuerpo y la mente. Si te sientes mal psicológicamente, te sentirás mal físicamente.

Entendiendo los momentos de rabia

Todos los días vivimos situaciones que nos enojan y nos hacen sentir frustrados, juzgados o criticados, acosados y molestos. La rabia es un sentimiento totalmente individual; pero mientras estés consciente de ella, responderás mejor. Se puede activar cuando estamos bajo estrés, con personas que nos caen mal o por algún problema en nuestra niñez.

Cuando te sientas rabioso, lo mejor es separarte de esa emoción, contar hasta diez, respirar profundamente varias veces y relajarte. Boxear, golpear un saco o una almohada y hacer yoga también son buenas herramientas.

"Esto es perfecto. Esto es lo que quiero". Ejercicio

Gran parte del estrés proviene de las expectativas y la resistencia al cambio. Nuestra mente tiene miedo del pasado y el futuro. Es como una máquina que solo le importa la supervivencia.

Resistir conlleva al cansancio. Esta batalla nos deja aún más ansiosos y frustrados. La mejor decisión es aceptar la realidad. Ahora bien, aceptar la realidad no significa que debes ser complaciente con los tratos abusivos. Al contrario, tienes el poder para cambiar lo que está bajo tu control.

Cada vez que nos pasa algo traumático, nos sentimos encerrados en un callejón sin salida, pero siempre logramos superarlo. Por ejemplo: si perdemos nuestro trabajo, conseguimos otro que nos gusta más; si rompemos con nuestra pareja, conocemos a alguien que nos cae mucho mejor.

Repite: "Esto es perfecto. Esto es lo que quiero". En tu cabeza seguramente escucharás: "Esto no es perfecto. Esto no es lo que quiero". Pero si miramos las cosas desde un punto de vista positivo y dejamos de hacernos las víctimas, ayudamos a nuestro cuerpo a liberar el estrés.

Pregúntate a ti mismo. Ejercicio

Pregúntate a ti mismo si te has sentido cansado, ansioso o irritado. A veces es mejor parar un momento, procesar los sentimientos, tomarnos un descanso de 15 minutos, respirar y seguir. Todos los síntomas que experimentas al dejar el cigarro son temporales, incluso la irritabilidad. Empieza a quererte un poco más y deja de mortificarte por los problemas ajenos.

Muchas veces se nos dice que estar enojados es malo y por eso evitamos sentirnos así, pero lo que hacemos es agrandar el problema.

Está bien que tengamos una discusión con otra persona, pero hazlo de forma calmada. Sin lugar para el reproche: controlar tus sentimientos es tu responsabilidad. Deja de culpar a los demás (y mucho menos a tu adicción) y asume las consecuencias.

Al sentirnos mal, herimos a las personas que están a nuestro alrededor porque no controlamos las palabras y perdemos la cabeza. Lo mejor en ese caso es pedir perdón, concientizar estos comportamientos y no repetirlos nuevamente. Recuerda el efecto búmeran: todo lo que haces se devuelve.

¿Qué hacer en una fiesta? Ejercicio

Una de las causas más comunes de las recaídas es el alcohol. Lo mejor que puedes hacer es alejarte de él, mientras estás en este proceso. No debes dejar que un simple trago borre todo lo que has logrado. Estar totalmente sobrio te ayudará a manejar mejor esos antojos.

El alcohol reduce las inhibiciones, por ende aumenta el riesgo de volver a fumar. Nuestro cerebro animal toma el control y no le importa las consecuencias, lo único que quiere es coger un cigarrillo.

Te recomiendo que no bebas alcohol en las fiestas. Quizá no será tan divertido como antes, pero el esfuerzo vale la pena. Imagina que vierten las cenizas del cigarro en tu vaso y te enfermas. Para tolerar esos momentos, lleva tu propia bebida: gaseosa, jugos naturales, soda...

Socializa como siempre lo haces. Debes estar preparado para cuando sientas esos antojos: sal un momento, respira y aplica la técnica "Golpea tan fuerte como puedas". Siente todas esas emociones y luego libéralas. Lo más importante es cortar la asociación entre el alcohol, el fumar y los ambientes sociales.

Una vez que superas esos antojos, especialmente en lugares donde te sientes más vulnerable, estás creando nuevos hábitos. Lleva tiempo construirlos, al igual que necesitas mucho tiempo para olvidar las malas costumbres. Un día, sin darte cuenta, compartirás con tus amigos, tomarás un trago y no te sentirás ansioso.

Recuerda que los hábitos son comportamientos que repetimos constantemente. Muchas personas no saben identificarlos, por lo que no pueden crear buenas rutinas. Tus hábitos te impulsan o te destrozan.

Convivencia con los fumadores

El camino para dejar de fumar es solitario. Si estás rodeado de personas que fuman (tu familia, tus amigos y tu pareja), el proceso es aún más difícil. Recuérdate a ti mismo todos los días por qué quieres romper con tu adicción y cuáles son las ventajas.

Fumar es considerado como un acto social y ayuda a relacionarnos. El hecho de que tú no fumes no significa que los demás dejarán de hacerlo.

¡No recaigas! Algunos van a querer que vuelvas a fumar. Cuando renuncias, las personas a tu alrededor se sentirán amenazadas porque piensan que si tú ya no fumas, ellos tampoco deberían hacerlo. Hazles saber que no los estás forzando a nada.

Siéntate un rato y explícales tu decisión y lo importante que es para ti. Coméntales que una buena manera de brindarte su apoyo es dejando de fumar cuando estén contigo. Aunque tienes que ir acostumbrándote a ver a las personas fumando enfrente de ti. En esos momentos chequea el teléfono, lee un buen libro o ve a otro lugar. Una buena opción es enfocarte en lo negativo: se ven mal y huelen peor.

Seguramente en el trabajo tienes muchos amigos fumadores y aprovechabas esos momentos para compartir. Una de las consecuencias es tener miedo de perderte algo, pero luego verás que con el tiempo te puedes reunir con ellos en otros espacios y ponerte al día.

En algún momento te sentirás solo, pero siempre aparece la persona indicada para guiarte. Tú eres el que debe establecer los límites para evitar recaer y contaminarte con las actitudes negativas.

El primer mes es el más difícil y rodearte de fumadores no lo hará más fácil. No seas un dictador y permite que los demás prendan un cigarrillo. Ya a estas alturas no tienes ningún problema porque superaste la adicción.

Estreñimiento

Las personas que dejan de fumar sufren de estreñimiento porque los movimientos intestinales disminuyen por un período corto. Es probable que no puedas ir al baño regularmente por unas semanas.

Te dejo algunos consejos para sobrellevar el estreñimiento:

- A primera hora de la mañana toma agua caliente con jugo de limón recién exprimido. Esto estimula el hígado y libera toxinas que te relajan. También puedes agregar una cucharadita de aceite de oliva, si estás muy estreñido. Ahora bien, el aceite oliva solo sirve si lo tomas con el estómago vacío.

- Da una vuelta, practica yoga u otra actividad física.

- Bebe bastante agua, por lo menos 6 a 8 vasos diarios. Tomar agua antes de las comidas también es bueno para bajar de peso. Recuerda que al dejar de fumar, puedes aumentar unos kilitos.

- Añade fibras (vegetales, semillas, chía) a tu dieta. Estas actúan como unas escobas que barren las toxinas. Además son excelentes para para perder peso.

- El suplemento MagO7 aporta oxígeno dentro del cuerpo y ayuda a eliminar los desperdicios, además de identificar las bacterias dañinas.

Mareos y dolores de cabezas

Los dolores de cabeza son causados por la dilatación de las arterias y el incremento del flujo sanguíneo en tu cerebro. Cuando tu cuerpo recibe más oxígeno, puede experimentar mareos e hiperventilación.

Para manejar estos olores:

- Respira lento y profundamente, como si estuvieras bostezando, y estírate.

- Aplica una bolsa de hielo sobre tu cabeza y en la parte posterior del cuello.

- Frota algunas gotas de aceite de lavanda o menta sobre tu frente. Mezcla dos o tres gotas de lavanda o menta con aceite de coco y frótalo sobre tus hombros, la parte de atrás del cuello y la frente para liberar la tensión.

- Bebe bastante agua (6 a 8 vasos diarios) para eliminar rápidamente las toxinas.

- Evita los lugares cerrados porque se concentra el ruido.

- Si los dolores son muy extremos, consulta a un especialista.

Hambre en exceso

Muchas personas que dejan de fumar aumentan de peso y todo se debe al bajo nivel de azúcar en la sangre. Cuando fumamos, el hígado libera gran cantidad de glucosa para que el cerebro funcione mejor.

De igual manera, la nicotina controla el apetito porque afecta los centros de saciedad. Esta funciona mucho más rápido que la comida para liberar las reservas de azúcar porque cuando comemos, tarda 20 minutos para que el cuerpo asimile el alimento, absorba el azúcar y la libere en la sangre. En cambio, con la nicotina hablamos de apenas unos segundos.

Tu cuerpo no está acostumbrado a liberar el azúcar por sí mismo porque antes tenía el impulso de la nicotina. Es por ello que muchos tienden a ingerir gran cantidad de dulces, incluso si se sienten llenos. Lo que buscan es que el nivel de azúcar aumente rápidamente. Pero al final lo único que consiguen es subir de peso.

Consejos para regular el azúcar en la sangre y no aumentar de peso:

- Come proteínas todos los días.

- Cuando sientas esos antojos, toma jugo de frutas, como de manzana, naranja, uva y arándanos. Agrega un poquito de soda y hielo para diluirlos. Hazlo durante los primeros días, ya al cuarto día tu cuerpo aprenderá a regular los niveles de azúcar por sí solo, tal como lo hacía antes de que empezaras a fumar.

- Practica una rutina en tu dieta. Esto no significa comer más, sino distribuir mejor la cantidad de comida. Utiliza porciones pequeñas para que los niveles de azúcar se mantengan consistentes.

- Haz ejercicio: trota en el parque cada mañana, inscríbete en un gimnasio, realiza flexiones y sentadillas... Si no estás haciendo nada, busca distraerte en la casa o en la oficina: camina un rato o ponte a limpiar para quemar calorías.

- Evita el alcohol porque no solo disminuye las inhibiciones y te deja susceptible, sino que también contiene muchas calorías.

- Evita ingerir cualquier tipo de carbohidratos que sean blancos (cereales, pan, pasta, tortillas y comida frita rebosada) porque atacan nuestro páncreas y afectan la habilidad de producir insulina, por lo que aumenta el riesgo de padecer diabetes.

- Si aún sientes que tu niveles de azúcar están muy bajo después del quinto día, sería mejor que consultaras a un profesional.

Insomnio

La mayoría de nosotros ha sufrido de insomnio en algún punto. Sin embargo, cuando estás dejando de fumar es más común que te suceda. Aquí algunos *tips*:

- Disminuye o elimina el consumo de cafeína. Sustituye el café por té verde o reduce tu consumo de café a la mitad.

- Apaga los aparatos electrónicos una hora antes de dormir.

- Baja la intensidad de la luz a las 8 o 9 de la noche. Una hora antes de dormir deben estar completamente apagadas.

- Toma un baño tibio en la noche. La temperatura de tu cuerpo generalmente disminuye en la noche y luego aumenta a partir de las 4 o 5 de la mañana. Si incrementas la temperatura de tu cuerpo 1 o 2 grados antes de dormir, es probable que descanses más.

- Es recomendable que duermas 8 horas diarias. Si te acuestas tarde, vas a tener más dificultades para conciliar el sueño.

Enfermedades producidas por el cigarrillo

- Problemas orales

    Las personas que fuman tienen los dientes manchados por la nicotina presente en el tabaco. Generalmente, estas manchas se pueden eliminar con un simple procedimiento odontológico. Sin embargo, los fumadores de muchos años presentan manchas bastante grandes que han cubierto todo el esmalte y no pueden ser removidas.

    Fumar causa la acumulación de sarro y mal aliento, también ataca las encías porque interrumpe la función de las células y corta el flujo sanguíneo. Por ende, las heridas en la boca tardan mucho más tiempo en sanar.

    Los problemas en las encías conllevan a exponer las raíces de los dientes, es por eso que experimentas más sensibilidad cuando tomas algo líquido (frío o caliente). En última instancia, puedes llegar a perder la dentadura.

- Envejecimiento prematuro

    El tabaco daña todas las células del cuerpo y la nicotina es conocida por restringir el paso sanguíneo de las arterias, por lo que no se pueden transportar los nutrientes correctamente. Al final estas células mueren.

    De igual manera, disminuye la producción de colágeno, sustancia responsable de la elasticidad de la piel. Cuando pierdes esta electricidad, aumenta la aparición de arrugas.

- Enfermedades de los ojos

    Fumar causa cataratas y problemas relacionados con la degeneración macular. Recordemos que el cigarrillo interrumpe el paso de antioxidantes hacia los ojos.

- Osteoporosis y otras complicaciones en los huesos

  Fumar contribuye a bajar la densidad de los huesos, especialmente en las mujeres e incrementa la posibilidad de sufrir de osteoporosis y artritis. Los fumadores tienen esqueletos más pequeños que los no-fumadores y son más proclives a sufrir fracturas. La poca circulación de oxígeno en la sangre evita que se recuperen rápidamente.

- Adicciones

  Es la enfermedad más común en los fumadores. Al principio el antojo puede ser de 1 o 2 cigarrillos, pero con el tiempo empeoran y consumen hasta 2 y 3 cajas por día. Cuando empiezas a depender de la nicotina, es mucho más difícil superarla. Esta adicción interrumpe tu rutina diaria.

- Problemas de fertilidad

  Los problemas de fertilidad afectan tanto al hombre como la mujer. En el caso del hombre causa anormalidades en la morfología, la producción y la movilidad de los espermatozoides, además de dañar el embrión.

  En el caso de la mujer los componentes del cigarrillo actúan como agentes que previenen el comportamiento apropiado del embrión o el feto, lo que produce anormalidades físicas e intelectuales en el infante. Incluso puede llegar a ocurrir la muerte del niño dentro del vientre de la madre.

- Compromete el sistema inmunológico

  El cigarrillo no permite que las células lleven a cabo correctamente su trabajo, en consecuencia los órganos vitales quedan indefensos y pudieran contraer infecciones muy peligrosas.

- Desmejoramiento mental

    Las personas que fuman son más propensas a sufrir de enfermedades mentales, pensamientos pausados y tienden a olvidar con mayor facilidad, especialmente cuando ya rondan los 50 años. También incrementa el riesgo de tener Alzheimer. Este desmejoramiento sucede por los problemas respiratorios y cardiovasculares.

- Enfermedades respiratorias

    La bronquitis y la presencia prolongada de moco alrededor de los pulmones son algunas de las consecuencias mortales del cigarrillo. Te explico: cuando los pulmones están irritados producen moco para protegerse, pero estos eventualmente bloquean las vías respiratorias y hacen más difícil la respiración.

- Complicaciones cardiovasculares

    Los componentes del cigarrillo que inhalamos obstruyen las arterias y los vasos sanguíneos e inducen la formación de placa alrededor de las paredes arteriales. Por lo que el corazón debe bombear sangre más rápido. Esta placa eventualmente se desprende de las paredes y forma coágulos que pueden originar ataques cardíacos o accidentes cerebrovasculares, si llegan hasta el cerebro.

- Cáncer

    Fumar no solo conlleva al cáncer pulmonar, sino que puede afectar muchas otras partes del cuerpo. Cuando fumas, inhalas 70 tipos de químicos diferentes conocidos por ser altamente cancerígenos.

Bienvenido a tu nuevo estilo de vida

De ahora en adelante eres libre, tu piel se verá mejor, la gente querrá abrazarte, te sentirás más relajado, dormirás como un oso, tendrás más energía y no olerás a cenicero. Además tus pulmones están libres de toxinas: respiras sin dificultad y no sufres de tos constante. Sin hablar del sentido del olfato y el gusto: puedes apreciar los olores de las flores y saborear un rico helado.

Antes tenías un cinturón de castidad que no te permitía vivir al máximo, pero ahora lo has roto. La verdad, no conozco a nadie que haya abandonado su adicción y se arrepienta de haberlo hecho.

¿Qué harás con tu tiempo libre?, ¿cuál es tu próxima meta? Invierte todo el dinero que te va a sobrar en unas vacaciones o ahórralo.

Ya que te conoces a ti mismo un poco mejor, sabes qué otras áreas quisieras mejorar. Eres un sobreviviente. ¿Fue fácil? No. ¿Valió la pena? Absolutamente.

Otros libros que recomendamos:

Titulo: Como Vencer El Miedo

Autor: Elvis D Beuses

www.ingramcontent.com/pod-product-compliance
Lightning Source LLC
Chambersburg PA
CBHW020709180526
45163CB00008B/3004